EXPOSÉ
DES MÉTHODES

DESTINÉES

A EMPÊCHER LE DÉVELOPPEMENT

DE LA

Myopie Scolaire

PAR LE

Docteur A. BOURGEOIS (de Reims)

PARIS   REIMS

OCTAVE DOIN   **MATOT-BRAINE**

ÉDITEUR   IMPRIMEUR-LIBRAIRE

8, place de l'Odéon, 8   6, rue du Cadran-Saint-Pierre, 6

1904

EXPOSÉ DES MÉTHODES

DESTINÉES A EMPÊCHER

LE DÉVELOPPEMENT DE LA MYOPIE SCOLAIRE

J'ai publié, en 1897, dans l'*Union Médicale du Nord-Est,* plusieurs articles sur l'hygiène oculaire chez les écoliers, et j'ai résumé les prescriptions à retenir, en quelques lignes, à la page 107 d'un petit volume intitulé : *Précis de Thérapeutique oculaire usuelle* (3ᵉ édition, 1900).

Je crois utile de reproduire ici ce résumé, certains préceptes ne pouvant que gagner à être répétés, pour forcer l'opinion à les adopter et surtout à les mettre en pratique.

1° Ne pas faire travailler les enfants de trop bonne heure. Jusqu'à l'âge de six ans révolus, les exercices de lecture auront lieu au tableau, par conséquent sans livres ;

2° Faire usage d'un mobilier scolaire adapté à la taille et en rapport avec l'âge de l'enfant ; le modèle à choisir sera celui qui s'opposera à toute attitude vicieuse et obligera l'enfant à ne pas regarder de trop près ;

3° Aucun élève ne doit lire, écrire, dessiner ou coudre à une distance moindre de 30 centimètres ; il faudrait même exiger 33 centimètres à partir de dix ans, lorsque les travaux deviennent plus nombreux ;

4° Donner aux élèves des livres imprimés correctement ; surveiller également la lisibilité des atlas, des cartes murales, de la musique ;

5° Exiger « l'écriture droite, sur papier droit, corps droit », pendant le cours élémentaire et le cours moyen ; remplacer l'écriture à main posée par l'expédiée seulement dans les cours plus élevés ;

6° L'éclairage a une importance capitale. Pour l'éclairage du jour, les dispositions des fenêtres donneront l'éclairage unilatéral gauche, dispensé largement, ou l'éclairage bilatéral, avec prédominance du jour gauche. On préférera, pour l'éclairage artificiel, la lumière électrique, le bec Auer ou l'acétylène, avec foyers assez élevés au-dessus de la tête des élèves pour ne pas éblouir ;

7° Toutes les autres conditions d'hygiène, se rapportant à l'aération, à l'alimentation et aux exercices physiques seront l'objet de soins particuliers, pour que l'état général des enfants n'ait à souffrir à aucun moment ;

8° Réduire au minimum la durée des heures de travail, de telle sorte que, même dans les classes élevées, le travail appliqué ne dépasse pas huit heures par jour ; au sommeil, doivent être consacrées huit autres heures ; sur vingt-quatre heures, il en reste donc huit à donner aux repas, à la gymnastique, aux récréations, à la musique et autres éléments d'instruction nécessitant peu d'application des yeux.

Ces notions, divulguées dans les familles et dans les institutions, sont appelées à rendre de grands services. On remarquera que la plupart d'entre elles tendent aujourd'hui à se répandre de plus en plus.

Ainsi, l'impression des livres est généralement soignée. Les conditions d'éclairage des classes et des salles d'étude sont en grand progrès. L'hygiène générale est l'objet de constantes préoccupations, et une plus grande part est réservée aux exercices physiques.

L'écriture droite sur papier droit ne paraît pas encore avoir fait suffisamment de prosélytes.

Mais il est une chose capitale, qui fait encore défaut presque partout : c'est l'adoption d'un mobilier scolaire rationnel.

Cette question importante mérite d'être traitée avec certains détails, pour examiner si l'on peut arriver à une solution convenable.

On sait qu'il existe une infinité de modèles ; j'ai reproduit les figures qui représentent les plus pratiques d'entre eux dans l'article que j'ai rappelé en commençant.

Deux raisons se sont opposées jusqu'à ce jour à la diffusion de ces meubles scolaires : d'une part leur mécanisme plus ou moins compliqué ; d'autre part, leur prix trouvé en général trop élevé par le public et par les institutions.

Je rappellerai d'abord quelles sont les conditions que doit remplir tout meuble scolaire, comme construction au point de vue hygiénique.

Un meuble scolaire comprend trois parties : la table, le siège et l'appui-pieds.

La table est fixe et de même hauteur pour tous les meubles d'une même salle. Elle ne doit donc posséder aucun mécanisme permettant de modifier sa hauteur. Il y a à cela plusieurs raisons :

1° Les sources de lumière artificielle étant toutes à la même hauteur, dans le même local, des tables plus basses recevraient moins de lumière que les plus élevées.

2° Si l'on adaptait les tables aux petites tailles, le maître, souvent myope lui-même, serait obligé de se baisser outre-mesure pour la correction ou pour la surveillance des devoirs des petits écoliers.

3° N'ayant aucune mécanique, la table exigera un minimum de dépenses pour sa confection.

Il est entendu que la tablette (ou pupitre) sera toujours inclinée à quinze degrés. Il n'est pas nécessaire qu'elle se relève du côté de l'écolier pour la lecture. L'enfant, pour lire ou pour apprendre ses leçons, peut fort bien prendre son livre à la main.

Le siège seul doit posséder un mécanisme, le plus simple possible, permettant de l'adapter à la taille de l'enfant. Toujours il sera surmonté d'un dossier, offrant un point d'appui à la région lombaire, ce qui est beaucoup mieux supporté que lorsque le dossier s'élève jusqu'aux omoplates.

Le troisième organe du meuble scolaire est l'appui-pieds. Il doit être horizontal, et non incliné. Il faut aussi qu'il soit sans attache fixe avec la table ou avec le siège, pour pouvoir être placé à une hauteur proportionnelle à la longueur des jambes.

Chaque écolier ayant son meuble, voilà l'idéal ; le mobilier unipersonnel est le meuble hygiénique par excellence. Toutefois on peut accoupler les meubles deux à deux, pour ne pas perdre trop de places dans une même salle.

Le meuble représenté sur la figure ci-jointe remplit toutes les conditions qui ont été énumérées plus haut. Sa construction est d'une telle simplicité, qu'il est d'un bon marché jusqu'à ce jour sans précédent.

Une grande réforme aura été accomplie le jour où, dans toutes les familles, dans toutes les institutions, chaque enfant possédera un meuble semblable. Les myopes et les bossus deviendront alors extrêmement rares.

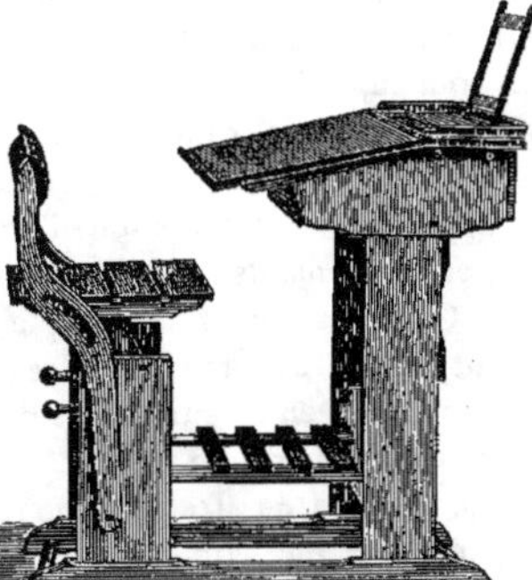

Dans les pensions, on pourrait déjà pourvoir toutes les petites classes d'un mobilier scolaire adaptable, puisque c'est au début des études qu'il faut développer chez l'enfant l'habitude de ne pas se pencher sur son cahier.

En dotant toutes les classes de meubles scolaires adaptables, il paraît évident qu'il conviendrait d'adopter trois ou quatre tailles. Car, avec un modèle uniforme, les meubles fournis aux plus grands placeraient les plus petits sur des sièges un peu trop hauts pour qu'ils puissent s'y asseoir seuls ; de même la hauteur de ces sièges exposerait les petits à des chutes plus ou moins dangereuses.

Dans le modèle ici représenté, comme le dossier s'éloigne un peu en arrière, à mesure que le siège s'abaisse, on a ajouté un coussin mobile, qui compense l'éloignement du dossier, de façon que l'enfant soit toujours appuyé.

Dans ce modèle, la tablette se relève entièrement à la manière d'un couvercle ; l'envers sert de tableau noir. Cette tablette recouvre un casier, où l'écolier peut mettre tous ses objets de travail.

Avec ce meuble scolaire, les conditions de bonne attitude de l'enfant sont exactement remplies. Il est bon de les rappeler ici.

Il faut que la moitié supérieure du corps soit droite, bien en face de la table, par conséquent le bassin et les épaules étant parallèles au bord de la table ; la tête sera légèrement inclinée en avant ; on ne tolèrera pas que les coudes reposent sur le pupitre ; seuls les avant-bras, le droit comme le gauche, seront appuyés sur la tablette. Par conséquent, toute attitude qui ne sera pas exactement la précédente sera considérée comme vicieuse. Cela existera si l'enfant se penche d'un côté, en mettant son coude sur la table ; si, se tenant assis à une trop grande distance de son pupitre, il se couche, plié en deux, sur son travail ; si, au contraire, trop rapproché, il comprime la base de sa poitrine et de sa région épigastrique.

Il reste à parler encore des appareils redresseurs que l'on ajoute parfois à la table-pupitre, pour les enfants indociles, qui persistent à travailler de trop près. Ces tuteurs pour la myopie, comme on les a appelés, peuvent rendre de grands services. Mais il faut bien avouer qu'ils ne sont pas en faveur auprès du public, qui les considère comme des instruments de torture.

Pour remplacer ces appareils, je propose de fixer, à chaque bout du dossier, une courroie percée de plusieurs trous. Les deux courroies sont placées en arrière de l'enfant et viennent passer sur ses épaules, comme des bretelles ; à l'inverse de ces dernières, c'est au-devant de la poitrine qu'elles sont croisées, pour revenir s'attacher au dossier en longeant la poitrine sous les bras. Il est inutile d'exercer la moindre constriction. L'écolier, se sentant retenu au dossier, n'a aucune tendance à se porter en avant, et ne peut que se tenir droit.

On a imaginé aussi des lunettes à opercule mobile. Un contre-poids est disposé de telle façon que l'opercule reste levé lorsque l'enfant se tient droit, et qu'il s'abaisse automatiquement au-devant des yeux, masquant tout-à-fait la vision, lorsque la tête s'incline outre mesure. Cet appareil est ingénieux. Il a été imaginé par M. Bléreau, opticien à Paris. La monture de la lunette (qui normalement est pourvue de verres neutres) permet d'y placer, lorsque cela est nécessaire, les verres correcteurs de la myopie, dont la prescription, faite judicieusement, suivant les

règles bien connues des ophtalmologistes, est destinée à empêcher la progression de la myopie.

Il est de toute évidence que, pour n'avoir pas à redouter la
myopie, ce qui épargnera d'avoir à la corriger par des verres, le
mieux est d'en prévenir le développement par l'application des
règles qui ont été succinctement exposées dans ce travail.

———

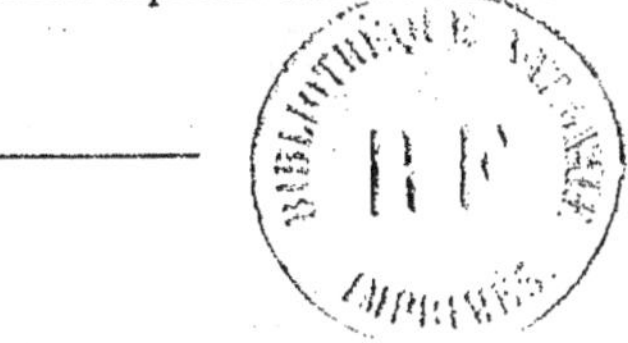

*Le meuble scolaire, figuré dans la brochure, est en dépôt
chez* **M. GIRARDOT,** *place des Marchés, à Reims.*

84213 Reims. — Imprimerie MATOT-BRAINE, rue du Cadran-Saint-Pierre, 6.